T0209472

essentials liefern aktuelles Wissen in konzentrierter Form. Die Essenz dessen, worauf es als „State-of-the-Art" in der gegenwärtigen Fachdiskussion oder in der Praxis ankommt. *essentials* informieren schnell, unkompliziert und verständlich

- als Einführung in ein aktuelles Thema aus Ihrem Fachgebiet
- als Einstieg in ein für Sie noch unbekanntes Themenfeld
- als Einblick, um zum Thema mitreden zu können

Die Bücher in elektronischer und gedruckter Form bringen das Fachwissen von Springerautor*innen kompakt zur Darstellung. Sie sind besonders für die Nutzung als eBook auf Tablet-PCs, eBook-Readern und Smartphones geeignet. *essentials* sind Wissensbausteine aus den Wirtschafts-, Sozial- und Geisteswissenschaften, aus Technik und Naturwissenschaften sowie aus Medizin, Psychologie und Gesundheitsberufen. Von renommierten Autor*innen aller Springer-Verlagsmarken.

Johannes Hamel

Der kindlich-jugendliche flexible Knick-Plattfuß

Für Orthopäden, Kinderorthopäden,
Fußchirurgen und Kinderärzte

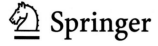

Springer

Johannes Hamel
Zentrum für Fuß- und
Sprunggelenkchirurgie
Schön Klinik München Harlaching
München, Bayern, Deutschland

ISSN 2197-6708   ISSN 2197-6716 (electronic)
essentials
ISBN 978-3-662-66002-7   ISBN 978-3-662-66003-4 (eBook)
https://doi.org/10.1007/978-3-662-66003-4

Die Deutsche Nationalbibliothek verzeichnet diese Publikation in der Deutschen Nationalbibliografie; detaillierte bibliografische Daten sind im Internet über http://dnb.d-nb.de abrufbar.

© Der/die Herausgeber bzw. der/die Autor(en), exklusiv lizenziert an Springer-Verlag GmbH, DE, ein Teil von Springer Nature 2022
Das Werk einschließlich aller seiner Teile ist urheberrechtlich geschützt. Jede Verwertung, die nicht ausdrücklich vom Urheberrechtsgesetz zugelassen ist, bedarf der vorherigen Zustimmung des Verlags. Das gilt insbesondere für Vervielfältigungen, Bearbeitungen, Übersetzungen, Mikroverfilmungen und die Einspeicherung und Verarbeitung in elektronischen Systemen.
Die Wiedergabe von allgemein beschreibenden Bezeichnungen, Marken, Unternehmensnamen etc. in diesem Werk bedeutet nicht, dass diese frei durch jedermann benutzt werden dürfen. Die Berechtigung zur Benutzung unterliegt, auch ohne gesonderten Hinweis hierzu, den Regeln des Markenrechts. Die Rechte des jeweiligen Zeicheninhabers sind zu beachten.
Der Verlag, die Autoren und die Herausgeber gehen davon aus, dass die Angaben und Informationen in diesem Werk zum Zeitpunkt der Veröffentlichung vollständig und korrekt sind. Weder der Verlag, noch die Autoren oder die Herausgeber übernehmen, ausdrücklich oder implizit, Gewähr für den Inhalt des Werkes, etwaige Fehler oder Äußerungen. Der Verlag bleibt im Hinblick auf geografische Zuordnungen und Gebietsbezeichnungen in veröffentlichten Karten und Institutionsadressen neutral.

Planung/Lektorat: Antje Lenzen
Springer ist ein Imprint der eingetragenen Gesellschaft Springer-Verlag GmbH, DE und ist ein Teil von Springer Nature.
Die Anschrift der Gesellschaft ist: Heidelberger Platz 3, 14197 Berlin, Germany

Was Sie in diesem *essential* finden können

- Darstellung von Klinik, Pathomorphologie, Spontanentwicklung und Spätprognose des kindlich-jugendlichen Knickplattfußes
- Bedeutung der Bildgebung, insbesondere der quantitativen Röntgen-Stellungsdiagnostik
- Vorstellung der Arthrorise-Techniken als wachstumslenkende Eingriffe
- Dreidimensionale gelenkerhaltende Korrektur durch Tarsale Triple Osteotomie (TTO) oder Arthrorise-Osteotomie-Kombination (AOK)
- Algorithmus zur Differentialindikation der vorgestellten Techniken

Vorwort

Der Autor hat 2019 (deutsch) und 2021 (englisch) Lehrbücher zur operativen Behandlung kindlich-jugendlicher Fußdeformitäten in zehn Kapiteln aufgrund eigener jahrzehntelanger praktischer Tätigkeit auf diesem Gebiet vorgestellt. Der kindlich-jugendliche flexible Knickplattfuß nimmt jeweils immerhin ein Sechstel des Gesamtumfanges dieser Werke ein und wird auf Fachtagungen oft besonders intensiv diskutiert. Dies liegt einerseits an der Häufigkeit des Krankheitsbildes, andererseits aber ebenso am großen Interesse auch derjenigen fußchirurgischen Kollegen, die zwar nicht das ganze Spektrum der kinderorthopädischen Fuß- und Sprunggelenksdeformitäten abdecken, mit der flexiblen Planovalgus-Deformität im Kindesalter aber häufig konfrontiert sind. Daher schien es gerechtfertigt, dieses Thema einmal aktuell in all seinen Aspekten darzustellen. Es wird ein praktisch bewährtes, differenziertes Konzept zur Indikation der zur Verfügung stehenden Korrektur- und Stabilisierungsmaßnahmen präsentiert. Im Zentrum der Betrachtungen stehen drei knöcherne Prozeduren: die Arthrorise-Techniken, die Tarsale Triple Osteotomie und die Arthrorise-Osteotomie-Kombination.

Johannes Hamel

Einleitung

Der Umgang mit dem flexiblen kindlich-jugendlichen Knickplattfuß hat sich in den letzten Jahrzehnten stark verändert: In der Mitte des letzten Jahrhunderts gab es gerade im deutschsprachigen Raum zahlreiche Vorschläge weichteiliger Korrekturverfahren durch Kapselplastiken und Sehnenversetzungen, die sich insgesamt jedoch nicht bewährten. Zugleich erschienen Untersuchungen, die den Krankheitswert dieser Entität grundsätzlich infrage zu stellen schienen. Außerdem war man der Meinung, durch stützende Einlagen einen positiven Einfluss auf die Entwicklung der kindlichen Füße ausüben zu können. Unter Kinderorthopäden war es daher noch bis vor einigen Jahrzehnten und zum Teil noch heute gültige Meinung, dass der lockere kindliche Knicksenkfuß eine banale Variante der Norm darstellt und – abgesehen u. U. von einer Einlagen-Versorgung – keinerlei Behandlung, zumindest keiner operativen Maßnahme bedarf. Diese blieben anderen Deformitäten, wie insbesondere dem angeborenen Klumpfuß vorbehalten. Hier ist in wenigen Jahrzehnten ein vollständiger Wandel eingetreten, sodass die operative Behandlung des lockeren Knickplattfußes sich immer weiter ausdifferenziert hat, während der Klumpfuß heute primär nicht mehr operativ korrigiert wird. Wesentlichen Anteil an dieser Entwicklung hatte die Einführung von wachstumslenkenden Arthrorise-Techniken, die zunächst besonders von Podiatern angewandt, dann aber auch im kinderorthopädischen Bereich aufgegriffen wurde. Wegen der überwiegend guten Ergebnisse dieser – allerdings nicht ganz komplikationsfreien – minimalinvasiv durchführbaren Eingriffe besteht heute die Gefahr, dass sie unkritisch und manchmal eher zur Erlangung „schöner" Füße als zur funktionellen Verbesserung eingesetzt werden. Auch besteht die Tendenz, die anerkannten Indikationsgrenzen zu überschreiten, was sich dann in weniger guten Ergebnissen niederschlägt. Alternativ und parallel zu den Arthrorisen haben sich etwa seit den 80'iger Jahren des letzten Jahrhunderts tarsale Osteotomien für schwere Fälle zunehmend etabliert.

Aus dieser Konstellation heraus erscheint es sinnvoll, sich den Fragen des Krankheitswertes, der Quantifizierung des Fehlstellungsausmaßes und den klinischen Ergebnissen der zur Verfügung stehenden operativen Verfahren erneut zuzuwenden. Der Autor möchte mit diesen „Essentials" ein über Jahrzehnte ausdifferenziertes operatives Behandlungskonzept für ausgeprägte Fälle des flexiblen kindlich-jugendlichen Knickplattfußes vorstellen.

Inhaltsverzeichnis

Über den Autor

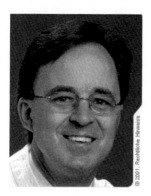

Prof. Dr. med. Johannes Hamel Schön Klinik München Harlaching
Zentrum für Fuß- und Sprunggelenkchirurgie
Harlachinger Straße 51
81547 München
E-mail: J.Hamel@t-online.de

Krankheitsbild mit Differentialdiagnose

Der flexible kindlich-jugendliche Knickplattfuß (Synonym: Knicksenkfuß, Platt-fuß, Plano-abducto-valgus-Deformität) imponiert bei der klinischen Untersuchung im Stand durch eine dreidimensionale Fehlstellung: Bei der Betrachtung von hinten fällt die valgische Einstellung des Rückfußes in der Frontalebene in Relation zum Unterschenkel auf, d. h. die Fersen-Auftrittsfläche liegt deutlich lateral der Unterschenkel-Mittellinie (Abb. 1.1). In der Ansicht von oben – aus der Sicht des Patienten – ist die Abduktion des Mittel-Vorfuß-Komplexes in der Transversalebene erkennbar, sodass der laterale Vorfuß in der Sicht von hinten sichtbar ist („too many toes" – Zeichen). Von medial aus betrachtet fehlt die natürliche Längswölbung des Fußes in der Sagittalebene.

In der orthopädisch-fußchirurgischen Praxis werden Kinder und Jugendliche aller Altersstufen mit diesem Fehlstellungsmuster in unterschiedlicher Ausprägung vorgestellt. In den allermeisten Fällen besteht das Problem beidseitig. Besondere Aufmerksamkeit ist bei den eher selteneren einseitigen Planovalgus-Fällen angebracht, hier besteht meist ein deutlicher Krankheitswert. Nur bei einem Teil der Patienten wird über Schmerzen im Bereich der Fußlängswölbung, aber auch an der Knieinnenseite aktiv berichtet und nicht selten erfolgt die Mitteilung, dass die Leistungsfähigkeit beim längeren Gehen oder Stehen herabgesetzt sei („Fußmüdigkeit"). Das Krankheitsbild wird gehäuft bei Kindern und Jugendlichen beobachtet, die geringe sportliche Ambitionen zeigen, wobei Ursache und Wirkung manchmal nicht eindeutig zu definieren sind. Nicht selten bestehen zusätzlich auch Übergewichtigkeit und ein Genu valgum.

Bei der klinischen Untersuchung am hängenden Fuß ist häufig eine Verkürzung des Gastrocnemius-Anteiles der Wadenmuskulatur festzustellen. Der Fußwurzelkomplex ist flexibel, oft überbeweglich. Beim Vorliegen syndromaler Bindegewebs-Erkrankungen (z. B. Marfan-Syndrom, Ehlers-Danlos-Syndrom,

© Der/die Autor(en), exklusiv lizenziert an Springer-Verlag GmbH, DE, ein Teil von Springer Nature 2022
J. Hamel, *Der kindlich-jugendliche flexible Knick-Plattfuß*, essentials, https://doi.org/10.1007/978-3-662-66003-4_1

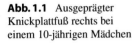

Abb. 1.1 Ausgeprägter
Knickplattfuß rechts bei
einem 10-jährigen Mädchen

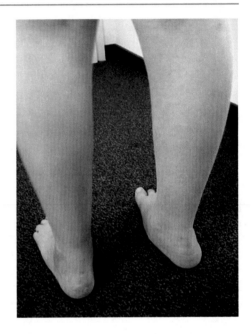

auch Trisomie 21) kann diese Hypermobilität extreme Ausmaße annehmen. –
In manchen Fällen findet sich insbesondere ab dem Alter von etwa 10 Jahren
zusätzlich eine druck- und verschiebeschmerzliche Prominenz am medialen
Naviculare-Pol (Os tibiale externum).

Differentialdiagnostisch sind andere Planovalgus-Deformitäten gegenüber dem
flexiblen Knickplattfuß abzugrenzen, deren nähere Darstellung nicht Inhalt dieser Abhandlung ist: Der angeborene, rigide Talus verticalis, rigide Coalitiones,
der Serpentinenfuß mit zusätzlicher Adduktion in Höhe der Lisfranc-Gelenklinie,
neurogene Deformitäten und Überkorrektur-Zustände nach angeborenem Klumpfuß. Eine ausführliche Darstellung findet sich bei Hamel (2021).

- **Talus verticalis:** Diese seltene angeborene, häufig syndromale Deformität
  zeichnet sich durch eine Tintenlöscher-Form des Fußes, einen Calcaneus-
  Hochstand, eine Verkürzung von Achillessehne, Strecksehnen und Peroneal-
  Sehnen und insgesamt durch ausgeprägte Rigidität aus. Das Talonavicular-
  Gelenk ist kontrakt subluxiert. Nicht selten wird der Verdacht im Säuglings-
  oder Kleinkindes-Alter z. B. aufgrund einer seitlichen Röntgenaufnahme geäußert, lässt sich aber anhand der genannten Kriterien leicht abklären. Im

Zweifel kann eine Röntgenaufnahme in maximaler Plantarflektion Aufschluss geben, ob das Talonaviculargelenk reponibel ist und damit kein Talus verticalis sondern eher ein als Talus obliquus bezeichneter nicht-kontrakter Zustand vorliegt.

- **Rigide Planovalgus-Deformität bei tarsalen Coalitiones:** Im Lebensalter ab etwa 9 Jahren können tarsale Coalitiones eine Planovalgus-Deformität hervorrufen, die klinisch dem flexiblen Knickplattfuß ähnlich imponiert. Das Unterscheidungskriterium ist die Rigidität des talocalcaneo-navicularen Komplexes. Diese muss sorgfältig überprüft werden, da sie durch Hypermobilität benachbarter Gelenke übersehen werden kann.
- **Serpentinenfuß:** Eine Sichelfuß-Deformität mit Adductus-Komponente im Bereich der Lisfranc-Gelenklinie kann mit einer exzessiven Eversion des talocalcaneo-navicularen Komplexes verbunden sein, wo bei sich beide Komponenten gegenseitig kompensieren und die Gesamtdeformität dadurch weniger deutlich imponiert. So führt eine Sichelfuß-Deformität durch Überlastung des lateralen Mittelfußes sekundär zu einer kompensatorischen Eversion des Rückfußkomplexes und damit zu einer Planovalgus-Deformität, deren Mittel-Vorfuß-Abduktion die Sichelfußkomponente ausgleicht. Eine Korrektur derartiger kombinierter Fehlstellungen erfordert ein etwas anderes Vorgehen als die gewöhnliche flexible Planovalgus-Deformität.
- **Neurogene Planovalgus-Deformität:** Neuromotorische Erkrankungen unterschiedlicher Art können durch die ihnen eigene motorische Dysbalance im Zusammenwirken mit den Bodenreaktions-Kräften zu sekundären Planovalgus-Deformitäten führen. Typisch ist dies z. B. bei der spastischen Di- oder Tetraplegie, bei der die Verkürzung der Wadenmuskulatur pathogenetisch eine wichtige Miturache darstellt. Auch schlaffe Lähmungen z. B. bei Spina bifida können schwere Planovalgus-Deformitäten hervorrufen.
- **Klumpfuß-Überkorrektur:** Nach den bis vor etwa 15 Jahren beim angeborenen Klumpfuß verbreiteten peritalaren Release-Eingriffen kam es gehäuft im längeren Verlauf zu schweren, häufig kontrakten Planovalgus-Überkorrekturzuständen, die funktionell sehr ungünstig und schwer korrigierbar sein können. Charakteristisch ist neben einer meist kontrakten Rückfuß-Eversion u. a. eine schwere Instabilität und Hypermobilität des medialen Strahles mit Entwicklung einer als „dorsal bunion" bezeichneten Elevation des ersten Mittelfußknochens.

Entwicklungsstadien des kindlich-jugendlichen Fußes – Spontanverlauf

2

Die Beurteilung der Fußstellung muss besonders das Lebensalter des Kindes berücksichtigen. Das oben beschriebene klinische Bild ist im Kleinkindes- und frühen Schulalter sehr häufig zu beobachten („physiologischer Knicksenkfuß") und zeigt bis zum Lebensalter von etwa 8 bis 9 Jahren eine hohe Tendenz zur spontanen Aufrichtung des Fußes. Dies bestätigen auch alle Untersuchungen radiologischer Parameter an Kindern dieser Altersgruppe (Vanderwilde et al. 1988; Park et al. 2013). Danach sind diese natürlichen Entwicklungsvorgänge nur noch in vermindertem Umfang festzustellen. Daher sind alle therapeutischen Bemühungen in der frühen Altersgruppe außer in Sonderfällen sehr zurückhaltend einzusetzen und insbesondere operative Maßnahmen selten vor dem 9. bis 10. Lebensjahr indiziert. Ab etwa dem 11. bis 12. Lebensjahr ist mit einer spontanen Aufrichtung in größerem Umfang dagegen nicht mehr zu rechnen, wie z. B. radiologische Verlaufs-Untersuchungen von Choi et al. (2019) zeigten. Dies ist deshalb eine wichtige Erkenntnis, weil sich in ausgeprägten Fällen in diesem Alter die Frage einer wachstumslenkenden Arthrorise stellt, die dann später nicht mehr möglich ist. Da das Wachstumsende des Fußes beim Mädchen früher erreicht ist als beim Jungen, variieren diese Zeitangaben geschlechtsspezifisch entsprechend und können insgesamt je nach Skelettalter deutlich abweichen.

Die natürlichen Formveränderungen des Fußes in den frühen Lebensjahren sind im Zusammenhang mit der Gesamtentwicklung der unteren Gliedmaße zu sehen, so z. B. mit der Entwicklung des proximalen Femurs, die von einer spontanen Rückdrehung der anfangs hohen Antetorsion gekennzeichnet ist. Auch die alterstypischen Abweichungen der kleinkindlichen Beinachse in der Frontalebene des Raumes spielt eine Rolle.

© Der/die Autor(en), exklusiv lizenziert an Springer-Verlag GmbH, DE, ein Teil von Springer Nature 2022

J. Hamel, *Der kindlich-jugendliche flexible Knick-Plattfuß, essentials*, https://doi.org/10.1007/978-3-662-66003-4_2

Special:
Voneinander abzugrenzen sind: Knickplattfuß des jüngeren Kindes als physiologi-
sche Übergangsform (Normvariante) von der persistierenden flexiblen Planovalgus-
Deformität nach dem 9. Bis 10. Lebensjahr

Spätprognose

3

Ein besonders wichtiger Aspekt bei der Einschätzung des Krankheitswertes und damit der Behandlungsbedürftigkeit des lockeren kindlich-jugendlichen Knickplattfußes ist die Spätprognose. Hierzu fehlen wissenschaftlich gesicherte Daten noch weitgehend. In der Bevölkerung und auch der Ärzteschaft reichen die Einstellungen von völliger Negierung jeglichen Krankheitswertes auch bei ausgeprägter Fehlstellung einerseits bis zu einer deutlichen Überbewertung auch leichterer Stellungsabweichungen bei manchen Eltern betroffener Kinder andererseits.

In fußchirurgischen Zentren, die sich mit Patienten aller Altersstufen beschäftigen, werden heute im Wesentlichen zwei Patientengruppen mit Planovalgus-Deformitäten des Erwachsenenalters vorstellig: Einerseits jüngere Patienten mit deutlichen statischen Beschwerden und noch weitgehend erhaltenen Weichteilstrukturen, die einer knöchernen Korrektur bedürfen; andererseits meist ältere Patienten, bei denen es bereits zu progredienten sekundären Schäden der stabilisierenden Weichteilstrukturen (z. B. talonaviculare Kapselstrukturen, Deltaband, Tibialis-posterior-Sehne) gekommen ist mit oft erheblichem knöchern-weichteiligen Korrektur-Bedarf. Während man früher das Versagen der Weichteilstrukturen als primär und die daraus resultierende Deformität als sekundär ansah, betrachtet man heute eher die chronische Fehlstatik als Auslöser für überlastungsbedingte Weichteilschäden. Der genaue Zusammenhang zwischen dem kindlich-jugendlichen Knickplattfuß und diesem definierten und häufigen Krankheitsbild des Erwachsenenalters (früher „Tibialis posterior Dysfunktion", heute „Adult aquired flatfoot deformity" oder „Progressive collapsing flatfoot deformity") ist noch nicht geklärt; jedoch spielt eine in der Kindheit verbliebene Fehlstatik – neben anderen Faktoren – offensichtlich zumindest eine begünstigende Rolle (Hansen 2010).

© Der/die Autor(en), exklusiv lizenziert an Springer-Verlag GmbH, DE, ein Teil von Springer Nature 2022
J. Hamel, *Der kindlich-jugendliche flexible Knick-Plattfuß*, essentials,
https://doi.org/10.1007/978-3-662-66003-4_3

Chirurgisch-relevante Pathomorphologie der Planovalgus-Deformität

4

Es sind im Wesentlichen zwei Phänomene, die pathomorphologisch der Planovalgus-Deformität zugrunde liegen: Eine vermehrte (exzessive) Eversion des talocalcaneo-navicularen Gelenkkomplexes und eine Destabilisierung des medialen Tarsometatarsal-Strahles, häufig in der Naviculo-Cuneiforme-Linie lokalisiert. Beide Phänomene treten gemäß der „tripod"-Betrachtungsweise (der Fuß als dreibeinige Struktur mit Tuber calcanei, Metatarsale-I und Metatarsale-V-Kopf) immer gemeinsam auf und begünstigen sich gegenseitig.

Bei der exzessiven Eversion des peritalaren Komplexes kommt es zu einer Fehlstellung der osteoligamentären Kette aus Calcaneus, Cuboid und Os naviculare in Relation zum Talus, am deutlichsten ablesbar an der Abduktion im Talonaviculargelenk („talar head uncovering"). Der Talus steht flektiert im Raum, der Calcaneus gegenüber dem Talus lateralisiert (Abb. 4.1). Individuell kann das Fehlstellungsbild wegen der unterschiedlichen Lage der Bewegungsachse des peritalaren Komplexes im Raum differieren (planare Dominanz), sodass in manchen Fällen mehr die Rückfuß-Valgus-Komponente imponiert, in anderen die Mittel-Vorfuß-Abduktion (Mahan 1992; Hamel 2021).

In der Sagittalebene kommt es zu einer Destabilisierung des medialen Strahles, die die flektierte Position des Talus begünstigt. Selten betrifft diese Destabilisierung im Kindes- und Jugendlichenalter das erste Tarsometatarsalgelenk, häufig dagegen die walzenförmig gestaltete Naviculo-Cuneiforme-Gelenklinie im Sinne einer Überbeweglichkeit (Abb. 4.2).

Erhebliche Bedeutung hat zusätzlich eine fast immer zu beobachtende Verkürzung des M. gastrocnemius, die eine Planovalgus-Deformierung stark begünstigt, wobei Ursache und Wirkung hier kaum zu differenzieren sind. Die Verkürzung verstärkt die Valgus-Stellung der Ferse und führt zu einer vermehrten Belastung

© Der/die Autor(en), exklusiv lizenziert an Springer-Verlag GmbH, DE, ein Teil von Springer Nature 2022

J. Hamel, *Der kindlich-jugendliche flexible Knick-Plattfuß*, essentials, https://doi.org/10.1007/978-3-662-66003-4_4

a   b

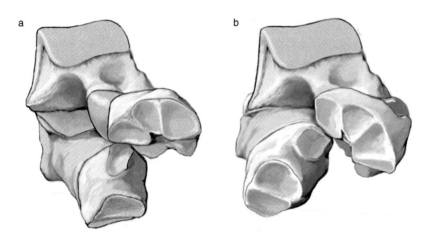

Abb. 4.1   a und b: Inversion (**a**) und Eversion (**b**) des talocalcaneo-naviculären Komplexes

Abb. 4.2 Die Naviculo-
Cuneiforme-Gelenklinie mit
ihrer Bewegungsfunktion in
der Sagittalebene und als
Lokalisation möglicher
Hypermobilität bei der
Planovalgus-Deformität

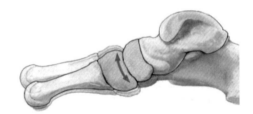

des Vorfußes und damit zu einer Destabilisierung der Mittelfuß-Gelenke. In manchen Fällen verstärkt eine supramalleoläre Valgusstellung die Deformität in der Frontalebene.

Special:
Pathomorphologisch ist die Planovalgusdeformität durch eine exzessive Eversion des Rückfußkomplexes in Kombination mit einer Destabilisierung des medialen Strahles gekennzeichnet.

Anamnese und klinische Untersuchung 5

Bei der Vorstellung von Kindern mit Knickplattfuß im Schulalter wird meistens vorgebracht, die Fehlstellung bestünde „schon immer" und habe sich z. B. durch das Tragen von Einlagen nicht gebessert. Selten wird von einer im Verlauf zunehmenden Fehlstellung berichtet. Die Erhebung von Schmerzen und Leistungseinschränkungen muss durch gezieltes Nachfragen genauer erfolgen, da diese oft nicht aktiv benannt werden. Der kindlich-jugendliche Patient selbst hat keinen Vergleich und ist an gewisse statische Beschwerden unter Umständen bereits gewöhnt. Nicht selten wird nach operativer Korrektur von einer funktionellen Verbesserung berichtet, ohne dass zuvor ein Defizit empfunden und aktiv geäußert wurde. Wenn Schmerzen angegeben werden, bestehen diese meist diffus im Bereich der Längswölbung des Fußes, beim Os tibiale externum exakt im Bereich des medioplantaren Naviculare-Poles. Auch innenseitliche Knieschmerzen sind typisch. Derartige Beschwerden sprechen erfahrungsgemäß gut auf die Verordnung von leicht-stützenden Einlagen an.

Die klinische Untersuchung erfasst das Ausmaß der Deformität in den drei Ebenen des Raumes im entspannten Beidbeinstand (s. Kap. 1). Dies sollte mit entkleideten Beinen erfolgen, um die Beinachsen-Verhältnisse und das Rotationsprofil mitzubeurteilen. Am hängenden Fuß wird die Flexibilität des Rückfuß-Komplexes eingehend geprüft; Fehleinschätzungen sind hier leicht möglich, da umschriebene Bewegungseinschränkungen durch kompensatorische Überbeweglichkeit von Nachbargelenken manchmal verschleiert werden. Jegliche Rigidität muss zu differentialdiagnostischen Überlegungen Anlass geben (Kap. 1).

Durch Prüfung der maximalen Dorsalextension im Sprunggelenk bei manueller Stabilisierung des Rückfuß-Komplexes in Kniestreckung und Kniebeugung wird auf das Vorliegen einer Wadenmuskel-Verkürzung getestet (Silfverskjöld-Test). Eine Dorsalextension unter $10°$ bei gestrecktem Kniegelenk spricht für

© Der/die Autor(en), exklusiv lizenziert an Springer-Verlag GmbH, DE, ein Teil von Springer Nature 2022

J. Hamel, *Der kindlich-jugendliche flexible Knick-Plattfuß*, essentials, https://doi.org/10.1007/978-3-662-66003-4_5

eine Verkürzung des Gastrocnemius-Anteiles der Wadenmuskulatur; nur in wenigen Fällen ist auch der Soleus-Anteil mitbetroffen und die Dorsalextension dann auch bei Prüfung mit gebeugtem Kniegelenk eingeschränkt. In Rückenlage sollte auch auf weitere muskuläre Verkürzungen, insbesondere die Ischiocruralmuskulatur betreffend, geprüft werden. Viele dieser Kinder sind z. B. nicht in der Lage, den Langsitz ohne Abstützen mit den Armen für wenige Minuten durchzuhalten. Die Prüfung der Hüftrotation in Streckstellung hat deshalb Bedeutung, weil der kindliche Knickplattfuß ätiologisch z. T. mit der typischen vermehrten Antetorsion des coxalen Femurendes – erkennbar an einer vermehrten Innenrotierbarkeit gegenüber der Außenrotation – in Verbindung gebracht wurde.

Häufig wird die Beobachtung der Fersenstellung beim aktiven Erheben in den Ballenstand als diagnostischer Test empfohlen. Hierbei kommt es am gesunden Fuß – insbesondere durch die Anspannung des M. tibialis posterior – zu einer Varisisierung der Ferse. Allerdings ist dies häufig auch bei schweren Planovalgus-Deformitäten zu beobachten und insofern nur bedingt aussagekräftig. Eine fehlende Varisierung der Ferse spricht eher für eine Rigidität des Rückfuß-Komplexes, als dass sie Aussagen über Ausmaß und Krankheitswert einer flexiblen Planovalgus-Deformität erlaubt. Gleiches gilt auch für den Jack-Test, die passiv-durchgeführte Dorsalextension der Großzehe, bei der sich die Fußlängswölbung durch den Windlass-Mechanismus – vermittelt durch die Plantarfaszie – aufrichtet.

Radiologische Diagnostik

6

Wie bei jeder anderen orthopädischen Deformität ist die Erfassung des Fehlstellungsausmaßes aus vielen Gründen von besonderer Bedeutung. Gerade in Anbetracht der noch offenen Fragen zur Spätprognose und damit zur Indikationsstellung von operativen Maßnahmen im Kindesalter ist eine möglichst genaue Erfassung des Schweregrades wichtig. Weitere Erkenntnisse zur Spontanentwicklung, zum Effekt konservativer Maßnahmen und operativer Stabilisierungen sind nur auf der Basis objektivierbarer Messungen zu erwarten. Der Wert der Röntgendiagnostik ist allerdings wegen systematischer Fehlerquellen bisher nicht ausreichend anerkannt und genutzt: Die Untersuchung muss im entspannten Beidbeinstand erfolgen, die zu messenden Parameter haben sehr unterschiedliche Wertigkeit (s. u.) und es müssen altersbezogene Normgrenzen (Davids et al. 2005) berücksichtigt werden. Standard ist ein seitliches Röntgenbild mit Darstellung der distalen Tibia, ein dorsoplantares Bild mit Röhrenkippung von etwa 20° und zumindest bei klinischem Verdacht auf eine supramalleoläre Fehlstellungskomponente ein OSG-ap-Bild.

Wegen der oben genannten planaren Dominanz (s. unter 4.) gibt es keinen einzelnen Winkelwert in einer Ebene, der das Ausmaß der Fehlstellung ausreichend exakt wiederzugeben vermag. Eine Berücksichtigung der Sagittal- und der Transversalebene ist daher für die quantitative Stellungsdiagnostik erforderlich. Bewährt hat sich der TMT-Index nach Hamel und Kinast (2006), der im Vergleich mit allen anderen gängigen Parametern (Hell et al. 2018) die höchste Trennschärfe aufweist (Hamel et al. 2020a, b). Er erlaubt die Quantifizierung in einer Maßzahl mit einer Winkelsumme aus jeweils einem Winkel in jeder der beiden genannten Ebenen. Im seitlichen Bild wird insbesondere die Destabilisierung des medialen Strahles durch den bekannten Talus-Metatarsale-I-Winkel erfasst, im dorsoplantaren Bild wird das „talar-head-uncovering" mit dem Talus-Metatarsale-I-Basis-Winkel quantifiziert (Abb. 6.1). Damit gehen in den TMT-Index beide

© Der/die Autor(en), exklusiv lizenziert an Springer-Verlag GmbH, DE, ein Teil von Springer Nature 2022

J. Hamel, *Der kindlich-jugendliche flexible Knick-Plattfuß*, essentials, https://doi.org/10.1007/978-3-662-66003-4_6

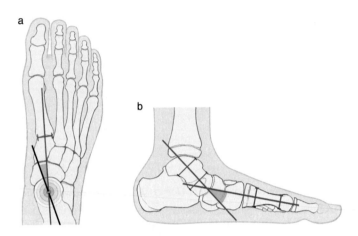

Abb. 6.1 a und b: Konstruktion von Talus-Metatarsale-I-Basiswinkel aus dem dorsoplantaren Bild (**a**) und dem Talus-Metatarsale-I-Winkel im seitlichen Röntgenbild (**b**)

pathomorphologischen Phänomene mit ein (s. Kap. 4). Exakte Normgrenzen lassen sich noch nicht angeben, liegen aber im Bereich von etwa $- 10°$ bis $- 25°$; ab einem TMT-Index von $- 35°$ wird im Schulkindalter von einer deutlichen Planoabductovalgus-Fehlstellung ausgegangen, in schweren Fällen kann er bis $- 75°$ betragen. Es hat sich – auch im Eltern-Gespräch – ausgesprochen bewährt, auf einen derart objektivierbaren Parameter – unter Berücksichtigung der Grenzen seiner Aussagekraft – in seiner Entscheidung zurückgreifen zu können, der über eine klinische Klassifizierung in „leicht", „mittel" und „schwer" deutlich hinausgeht.

Der Talus-Metatarsale-I-Basis-Winkel (Abb. 6.1a) in der dorsoplantaren Aufnahme ist dem in der Literatur auch gebräuchlichen Talus-Metatarsale-I-Winkel überlegen, da letzterer z. B. durch eine zusätzliche Sichelfuß-Deformität oder einen erhöhten Metatarsale-I/II-Winkel im Rahmen eines Hallux-vagus-Syndromes mitbeeinflusst und hinsichtlich seiner Aussage zum peritalaren Komplex damit verfälscht wird. Der Talus-Metatarsale-I-Winkel (Abb. 6.1b) im seitlichen Röntgenbild („Meary-Winkel") ist in der Literatur sehr gebräuchlich.

Special:

Der TMT-Index bezieht beide relevanten röntgenologisch darstellbaren Ebenen ein und ermöglicht eine aussagekräftige Quantifizierung des Schweregrades der skelettären Planoabductovalgus- Fehlstellung.

Die Bedeutung der modernen dreidimensionalen Verfahren unter Belastung (Digitales Volumen Tomogramm, Weightbearing CT) ist außer für differentialdiagnostische Abklärungen für den kindlich-jugendlichen Knickplattfuß noch nicht ausreichend bekannt. Das Subtalargelenk lässt sich in der röntgenologisch nur unzureichend zu erfassenden Frontalebene gut darstellen. So kann z. B. der Grad der Subluxation der medialen talocalcanealen Facette gut dargestellt werden. Auch die Stabilität der Gelenke des medialen Tarsometatarsalstrahles kann – z. B. auch durch Anwendung des reversed Coleman-Blocktestes (Unterlegen eines Brettchens unter den medialen Strahl) – genauer untersucht werden, insbesondere im Bereich der Naviculo-Cuneiforme-Gelenklinie. Dieses bildgebende Verfahren hat bisher noch keinen Eingang in die klinische Praxis gefunden, verspricht aber durchaus neue Erkenntnisse und eine Verfeinerung von Diagnostik und Therapie für die Zukunft.

Pedographie

7

Mit der pedographischen Analyse kann die Funktion des Fußes während der Standbeinphase des Ganges sehr genau erfasst werden und diese stellt damit eine wichtige, funktionsnahe Ergänzung zur statischen Röntgen-Stellungsdiagnostik dar. So sind z. B. Verlaufsuntersuchungen und auch prä-postoperative Vergleiche bei subtiler Analyse aufschlussreich. Allerdings können gerade beim flexiblen kindlichen Fuß durch die von Schritt zu Schritt unterschiedliche Aktivierung einzelner Unterschenkel-Muskeln sehr unterschiedliche Belastungsmuster bei wiederholter Untersuchung beobachtet werden. Besonders der Umriss des dargestellten Fußabdruckes kann hierdurch sehr variieren. Funktionell typisch für ausgeprägte Knickplattfüße ist eine verminderte Kraftübertragung im Bereich des Vorfuß-Ballens und eine kompensatorisch vermehrte Kraftübertragung im Bereich der Zehen. Auch ist die anhand der Ganglinie („center-of-pressure-line") dargestellte Belastung insgesamt nach medial verlagert (Abb. 7.1a). Für die Indikationsstellung zur operativen Behandlung hat sich die Pedographie bisher nicht aussagekräftig bewährt. Dagegen ist das Verfahren zur Ergebnis-Analyse nach operativer Korrektur bedeutsam. Besonders sollte die Lastverteilung unter den Metatarsalia beachtet werden. So kann es z. B. nach Calcaneus-Verlängerungs-Osteotomie zu funktionell ungünstigen Überlastungen der lateralen Metatarsal-Strahlen kommen (Oh et al. 2013).

© Der/die Autor(en), exklusiv lizenziert an Springer-Verlag GmbH, DE, ein Teil von Springer Nature 2022
J. Hamel, *Der kindlich-jugendliche flexible Knick-Plattfuß,* essentials,
https://doi.org/10.1007/978-3-662-66003-4_7

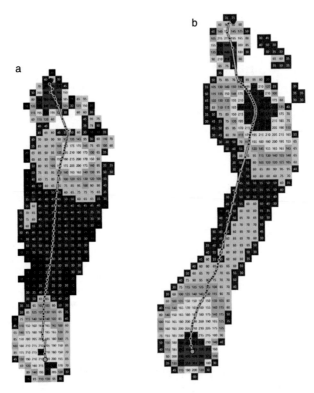

Abb. 7.1 a und b: Typischer pedobarographischer Befund (Summationsbild der Spitzen-
druckwerte einer Standbeinphase) bei ausgeprägtem flexiblen kindlichen Knickplattfuß im
Alter von 12 Jahren (**a**). Beachte insbesondere die geringe Kraft-Übertragung im Mittelfuß-
bereich mit hoher Druckbelastung unter der Großzehe durch kompensatorische Überaktivität
des M. flexor hallucis longus. In Abb. 7.1 **b** ist das Pedogramm des gleichen Patienten 4 Jahre
nach Arthrorise mit vollständiger Stellungskorrektur und Normalisierung der Lastverteilung
dargestellt

Konservative Behandlung 8

Es bestehen zahlreiche Empfehlungen für fußgymnastische Übungen unterschiedlicher Art, die zur „Aufrichtung" des kindlichen Knicksenkfußes beitragen sollen. Sicher nützlich dürfte eine regelmäßige Dehnungsbehandlung der – häufig verkürzten – Wadenmuskulatur sein. Am ehesten erscheint ansonsten die Spiraldynamik (Larsen 2006) eine Wirksamkeit aufzuweisen, wie Anwender berichten. Hier werden solche Muskeleinheiten gezielt gekräftigt und aktiviert, die einen stabilisierenden Einfluss auf den Fuß ausüben, speziell der M. tibialis posterior und der M. peroneus longus. Ein wissenschaftlicher Nachweis der Effektivität konservativer Verfahren konnte bisher nicht erbracht werden (Mac Kenzie et al. 2012), was tatsächlich methodisch schwierig sein dürfte. Der Autor, der selbst über keine eigenen Erfahrungen verfügt, vermutet, dass die erforderliche Dauer und Konsequenz der Übungen den limitierenden Faktor darstellen dürften. Auch postoperativ sind kräftigende Übungen für die Unterschenkel- und Fußmuskulatur grundsätzlich sehr zu empfehlen.

Bereits seit langem werden passive und auch aktive, die Fußmuskulatur stimulierende Einlagen angewendet. Es ist unbestritten, dass hierdurch bestehende statische Beschwerden positiv beeinflusst werden können. Ein wissenschaftlicher Nachweis einer aufrichtenden Wirkung konnte jedoch nie erbracht werden. Die oben erwähnte Spontankorrektur-Tendenz in den ersten etwa 8 Lebensjahren erschwert diesen Wirkungsnachweis. Von praktischer Relevanz ist die Frage, ob im Alter von etwa 10 Jahren ein positiver Effekt vom Tragen der Einlagen erwartet werden kann. Eine aufschlussreiche neuere Arbeit an Kindern dieser Altersgruppe mit biplanarer röntgenologischer Verlaufskontrolle konnte keinen positiven Effekt der Einlagen nachweisen (Choi et al. 2019). – Der Autor setzt im klinischen Alltag stützende Einlagen bei folgenden Konstellationen ein: bei statischen Beschwerden, bei übergewichtigen und X-beinigen Kindern und zeitlich begrenzt postoperativ.

© Der/die Autor(en), exklusiv lizenziert an Springer-Verlag GmbH, DE, ein Teil von Springer Nature 2022
J. Hamel, *Der kindlich-jugendliche flexible Knick-Plattfuß*, essentials, https://doi.org/10.1007/978-3-662-66003-4_8

In extrem ausgeprägten Fällen jüngerer Kinder können Orthesen (z. B. Talus-Ringorthese) sinnvoll sein, um eine weitere Verschlechterung bis zum Zeitpunkt der geplanten operativen Behandlung zu verhindern.

Indikation zur operativen Behandlung 9

Die Indikation zur operativen Stabilisierung erfordert eine sehr individuelle und differenzierte Beratung, in der Nutzen und Risiken, sowie die Dringlichkeit einer Operations-Empfehlung möglichst umfassend abgewogen werden. Es gilt hier sowohl die Chancen eines rechtzeitigen Eingreifens darzustellen, als auch eine Übertherapie zu verhindern. Nicht selten vermuten z. B. Eltern eines nur leicht knicksenkfüßigen Kindes, dass die Fußform zwingend spätere Knie- Hüft- und Wirbelsäulenbeschwerden nach sich ziehen muss, was sich wissenschaftlich nicht ableiten lässt. Folgende Grundregeln für das Patienten-/Elterngespräch haben sich – besonders für nicht allzuschwere Fälle – dem Autor praktisch bewährt:

- Nicht mit unseriösen Argumenten zur OP drängen
- Nicht allein dem Elternwunsch folgen
- Komplikationsmöglichkeiten deutlich benennen
- Nicht grundsätzlich den „kleinsten", sondern den erfolgversprechendsten Eingriff wählen

Eltern neigen – verständlicherweise – in der Regel dazu, einen nur begrenzten, „kleinen" Eingriff zu bevorzugen. Es hat sich jedoch bewährt, nach (biologischem) Lebensalter, Gesamtkonstitution, Verlaufsbeobachtung, anamnestisch-klinischen Aspekten (Beschwerden, Wadenmuskel-Verkürzung) und dem Schweregrad (Röntgendiagnostik) den aussichtsreichsten Eingriff im Einzelfall zu ermitteln und diesen dann mit Vor- und Nachteilen zu diskutieren. Von besonderer Bedeutung ist der Zeitpunkt des Eingriffes, der bei den einzelnen Verfahren gesondert betrachtet wird. Es zeigt sich immer wieder, dass vor der Fußkorrektur der „kleinstmögliche" Eingriff gewünscht wird, das Ergebnis vom Patienten und seiner Familie nach der Korrektur jedoch nahezu ausschließlich danach beurteilt wird, ob eine überzeugende vollständige Korrektur gelungen ist. Nachoperationen

© Der/die Autor(en), exklusiv lizenziert an Springer-Verlag GmbH, DE, ein Teil von Springer Nature 2022
J. Hamel, *Der kindlich-jugendliche flexible Knick-Plattfuß,* essentials, https://doi.org/10.1007/978-3-662-66003-4_9

bei nicht ganz befriedigenden Teil-Korrekturen sind grundsätzlich beim Patienten unbeliebt und unterbleiben deshalb in den meisten Fällen.

Weichteil-Korrekturen 10

10.1 Indikation zur Weichteil-Korrektur

In den 60'iger und 70'iger Jahren des letzten Jahrhunderts wurden rein-
weichteilige Korrektur-Verfahren bereits bei kleineren Kindern empfohlen, die
sich aber z. T. als nicht ausreichend wirksam, z. T. auch mit Komplikationen
behaftet nicht bewährt haben und heute als alleinige Verfahren kaum empfohlen werden. In seltenen Fällen (sog. Talus obliquus) mit sehr ausgeprägter
Wadenmuskel-Verkürzung kann deren Verlängerung in Verbindung mit einer talonavicularen Kapselplastik als Ausnahmeindikation im Kleinkind- und frühen
Schulkindalter sinnvoll sein.

Unterschiedlich beurteilt wird die Notwendigkeit einer talonavicularen Kapselplastik – ggf. mit Raffung der Tibialis-posterior-Sehne und Augmentation mit der
Flexor-digitorum-longus-Sehne – im Rahmen von Planovalgus-Korrekturen im
Schulkind- und Jugendlichen-Alter. Der Autor wendet dies nur in Ausnahmefäl-
len an und geht von einer spontanen Anpassung der weichteiligen Stabilisatoren
nach ausreichender knöcherner Korrektur aus.

Der Umgang mit der Wadenmuskulatur verdient besondere Beachtung. Eine
Verkürzung des M. gastrocnemius erschwert die Aufrichtung des Fußes bzw.
unterhält und begünstigt die Planovalgus-Deformität (Kap. 4). Zwar kann
durch eine erfolgreiche Stabilisierung des Fußes eine nachfolgende spontane Aufdehnung einer nicht zu schweren muskulären Verkürzung erwartet
werden; der Autor tendiert allerdings dazu, die verkürzte Wadenmuskulatur
im Rahmen einer stabilisierenden Rückfuß-Operation gezielt zu verlängern.
Eine Achillessehnen-Verlängerung bleibt den eher seltenen Fällen ausgeprägter Wadenmuskel-Verkürzung vorbehalten, in den allermeisten Fällen ist eine
intramuskuläre Verlängerung des Gastrocnemius-Anteiles der Wadenmuskulatur

© Der/die Autor(en), exklusiv lizenziert an Springer-Verlag GmbH, DE, ein Teil
von Springer Nature 2022
J. Hamel, *Der kindlich-jugendliche flexible Knick-Plattfuß*, essentials,
https://doi.org/10.1007/978-3-662-66003-4_10

ausreichend. In jedem Fall ist das Vorhandensein einer Wadenmuskel-Verkürzung ein bedeutsamer Parameter in der Entscheidung für oder gegen ein operatives Vorgehen, da die muskuläre Verkürzung eine weitere spontane Aufrichtung des Fußes negativ beeinflusst.

Patienten mit einem schmerzhaften Os tibiale externum – meist sind es Mädchen im Lebensalter von 11 Jahren – weisen gehäuft eine Planovalgus-Deformität auf, vermutlich durch schmerzbedingt verminderte Aktivität des stabilisierenden M. tibialis posterior. In diesen Fällen sollte im Rahmen einer Planovalgus-Korrektur das Os tibiale externum entfernt und der Ansatz der Tibialis-posterior-Sehne refixiert werden.

Eine Kräftigung der stabilisierenden Funktion des M. peroneus longus durch Transfer der Sehne des M. peroneus brevis auf die Peroneus-longus-Sehne ist aus theoretischen Überlegungen sinnvoll. Es fehlen jedoch ausreichende klinische Ergebnisse aus der Literatur.

10.2   Technik der Gastrocnemius-Verlängerung

Der Eingriff erfolgt am frei gelagerten Unterschenkel mit Unterstützung der Ferse auf dem Instrumententisch. Über eine etwa 4–5 cm lange Inzision an der proximalen dorsomedialen Drittel-Grenze des Unterschenkels wird nach Eröffnung der Unterschenkelfaszie zwischen den Muskelbauch des M. gastrocnemius und des M. soleus eingegangen. Die Gastrocnemius-Aponeurose wird in zwei Etagen quer diszidiert und der darunter befindliche Muskelbauch durch forcierte Dorsalextension im Sprunggelenk aufgedehnt. Hierdurch wird ein Zugewinn von 10–15° Dorsalextension bei gestrecktem Kniegelenk erreicht. Wenn erforderlich kann der Eingriff auch mit einer zusätzlichen perkutanen Tenotomie der Achillessehne verbunden werden. Bei sehr ausgeprägter Verkürzung ist eine dosierte Z-förmige offene Verlängerung der Achillessehne vorzuziehen.

10.3   Technik der talonavicularen Kapsel-Plastik

Die bei der ausgeprägten Planovalgus-Deformität überdehnte talonaviculare Kapsel kann durch eine verticale ovaläre Exzision gerafft werden ähnlich wie bei der Rekonstruktion des Springligament-Komplexes im Erwachsenenalter üblich. Entscheidend ist eine suffiziente Nahttechnik mit Verwendung spät- oder nicht-resorbierbaren Nahtmaterials. Verstärkt werden kann dies durch eine hälftige

Rückverlagerung einer Tibialis-anterior-Sehnenhälfte auf die talonaviculare Kapsel sowie eine Distalisierung der Tibialis-posterior-Sehne, ähnlich wie es etwa von Schede (1929) bereits vor Jahrzehnten beschrieben wurde (Niederecker 1959; Hamel et al. 1992). Das Wirkprinzip besteht in der Reduktion der exzessiven Eversion des talocalcaneo-navicularen Komplexes durch Schaffung einer stabilen Weichteil-Narbe in der medialen Talonavicular-Region.

Prinzipien der knöchernen Stabilisierung im Schulkindalter

Entsprechend der Pathomorphologie der Planovalgus-Deformität (s. Kap. 4) wird die stabilisierende Korrektur am peritalaren Komplex durch Reduktion der exzessiven Eversion und ggf. zusätzlich am medialen Strahl durch Plantarisierung oder Stabilisierung angesetzt. Bis zum mittleren Schulkindalter kann die alleinige Stabilisierung des Rückfußes – etwa durch eine Arthrorise – ausreichend sein, indem die plantarisierende Wirkung des M. peroneus longus im Verlauf der weiteren Entwicklung für eine genügende Absenkung und Stabilisierung des medialen Strahles sorgt, wie es pedographische Verlaufsuntersuchungen erkennen lassen. Im Zweifel und bei älteren Kindern sollte der mediale Strahl jedoch mitkorrigiert werden, um eine dauerhafte Minderbelastung des medialen Strahles zu verhindern und den hierdurch bedingten und unerwünschten valgisierenden Effekt auf den Rückfuß, der zu unzureichender Gesamt-Korrektur führen kann.

© Der/die Autor(en), exklusiv lizenziert an Springer-Verlag GmbH, DE, ein Teil von Springer Nature 2022

J. Hamel, *Der kindlich-jugendliche flexible Knick-Plattfuß*, essentials, https://doi.org/10.1007/978-3-662-66003-4_11

Wachstumslenkung durch Arthrorise 12

Arthrorisen limitieren den Bewegungsausschlag des talocalcaneo-navicularen Komplexes in Richtung der Eversion. Zwei Formen der minimalinvasiv durchzuführenden Arthrorise werden angewandt: Das Calcaneostop-Verfahren führt zu einem Impingement des Kopfes der in den Calcaneus eingebrachten Schraube mit dem Processus lateralis tali (Abb. 12.1) (de Pellegrin et al. 2014). Die Sinustarsi-Dübel begrenzen die Eversion, indem sie die Verengung des Sinus tarsi verhindern, die bei der Eversion eintritt (Needleman 2005; Metcalf et al. 2011; Green und Williams 2013). Beide Verfahren führen zu einem die Beweglichkeit in Richtung der Eversion einschränkenden, aber nicht versteifenden Soforteffekt, der auf dem Wege der Wachstumslenkung zu einer bleibenden Korrektur auch nach Entfernung der Implantate nach mindestens etwa 2 Jahren führt. Neben dieser rein mechanischen Wirkung der Arthrorisen wird immer wieder auf proprozeptive Effekte der Arthrorisen verwiesen, da im Bereich des Sinus tarsi eine hohe Dichte sensomotorisch wirksamer Organellen nachgewiesen werden konnte (Rein et al. 2013). Ein aktueller ausführlicher Überblick zu den Arthrorise-Techniken findet sich bei de Pellegrin und Moharamzadeh (2021). – Die Frage der Notwendigkeit einer Metallentfernung wird unterschiedlich beurteilt; der Autor rät aus prinzipiellen Überlegungen zu einer Entfernung nach Wachstumsabschluss. Arthrorisen können prinzipiell simultan beidseits durchgeführt werden. Dem Autor hat sich in der Regel ein zunächst einseitiges Vorgehen wegen der zügigen Rehabilitation und der Möglichkeit, sehr bald wieder uneingeschränkt am Schulunterricht teilnehmen zu können.

© Der/die Autor(en), exklusiv lizenziert an Springer-Verlag GmbH, DE, ein Teil von Springer Nature 2022
J. Hamel, *Der kindlich-jugendliche flexible Knick-Plattfuß*, essentials, https://doi.org/10.1007/978-3-662-66003-4_12

Abb. 12.1 Lage der
Calcaneostop-Schraube im
Calcaneus. Der
Schraubenkopf begrenzt die
Eversion des peritalaren
Komplexes durch ein
Impingement mit dem
Processus lateralis tali

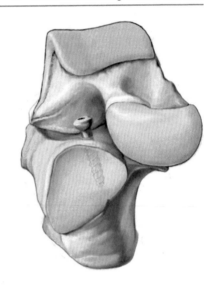

12.1 Indikation zur isolierten Arthrorise

Die ideale Indikation zur Arthrorise besteht beim ausgeprägten Knickplattfuß,
wenn noch etwa mindestens 2–3 Lebensjahre eines weiteren Wachstums und
weiterer Entwicklung angenommen werden können. Wegen der Spontanheilungs-
Tendenz sollte in der Regel nicht vor etwa dem 9. Lebensjahr operiert werden.
Bei Kindern, die in jüngerem Lebensalter vorgestellt werden, kann ein radiologischer Ausgangsbefund erhoben werden, um für die Operationsentscheidung
später den Verlauf dokumentieren zu können. De Pellegrin hat das Operationsal-
ter in den letzten 20 Jahren eher weiter in höhere Altersstufen verlegt. Kubo et al.
(2020) fanden in der Altersgruppe zwischen 9 und 12 Jahren die besten Ergebnisse. Werden Patienten jenseits dieses Alters vorgestellt, ist eine Erweiterung des
Verfahrens zu erwägen (s. Kap. 14).

In der optimalen Altersstufe können prinzipiell alle Schweregrade erfolgreich
mit dem Arthrorise-Verfahren korrigiert werden bis hin auch zu ausgeprägten
Hypermobilitäten etwa im Rahmen der Trisomie 21. Allerdings ist in besonders
ausgeprägten Fällen vermehrt mit prolongierten Schmerzen und auch unzureichender Korrektur zu rechnen, sodass auch der Schweregrad Anlass zu einer
Erweiterung des Verfahrens geben kann.

Die Indikation zur Operation ergibt sich aus einer Zusammenschau
von Beschwerden, Leistungseinschränkungen, klinischer Untersuchung (z. B.

Wadenmuskel-Verkürzung) und dem Schweregrad der Deformität. Letzterer wird anhand des TMT-Index (s. Kap. 6) erfasst, wobei ein Wert von $-35°$ sich als Schwellenwert als realistisch erwiesen hat. Keineswegs sollte aber in Grenzfällen ausschließlich aufgrund des gemessenen TMT-Index entschieden werden. In der Literatur findet man häufig die Angabe, man solle nur „bei Beschwerden" operativ vorgehen. Insbesondere in Anbetracht der präoperativ schwierig zu erhebenden Beschwerden und Leistungseinschränkungen (s. Kap. 5) sieht der Autor jedoch in ausgeprägten Fällen durchaus eine Indikation auch ohne aktiv benannte Beschwerden.

Es werden gelegentlich Fälle beobachtet, die klinisch durch sehr ausgeprägte Rückfuß-Valgus-Komponente bei nicht-pathologischem TMT-Index auffallen. Dies stellt eine Indikation zur Calcaneus-Verschiebe-Osteotomie und weniger zu einer Arthrorise dar.

12.2   Technik der Arthrorise

Das *Calcaneostop-Verfahren* erfolgt über eine kleine Inzision proximal des Sinus tarsi, leicht ventral der Außenknöchelspitze. Von hier aus wird die Oberfläche des Calcaneus direkt vor dem Processus lateralis tali sondiert und ein Führungs-K-Draht eingebracht, dessen Lage radiologisch in beiden Ebenen kontrolliert wird. Der Eintrittspunkt sollte so weit medial gewählt werden wie möglich und in der seitlichen Bildwandleransicht am tiefsten Punkt des Calcaneus-Halses oder leicht distal davon zu liegen kommen. Der Verlauf des K-Drahtes ist von hinten-oben leicht schräg nach vorne-unten zu wählen. Über den ideal-platzierten K-Draht wird aufgebohrt und eine 6,5-mm oder 7,0-mm dicke Spongiosa-Vollgewindeschraube eingedreht. Die Eindrehtiefe wird nun sorgfältig klinisch und radiologisch überprüft. Durch einen Anschlag des Schraubenkopfes kommt es zu einem klickartigen Stop bei rascher Eversion des Fußes, der deutlich zu spüren ist. Dieses Impingement zwischen Schraubenkopf und Processus lateralis tali muss in der seitlichen Bildwandleransicht überprüft werden. Postoperativ ist prinzipiell eine sofortige Vollbelastung möglich, oft aber wegen anfänglichen Beschwerden erst nach einigen Tagen durchführbar. Der Autor nutzt einen Kunststoff-Hartcast insbesondere bei zumeist auch zusätzlich durchgeführter Gastrocnemius-Verlängerung für drei Wochen und ermuntert zu baldmöglicher Vollbelastung.

Ein *Sinus tarsi-Dübel* wird von einem Zugang direkt über dem Sinus tarsi aus eingesetzt. Dieser wird mit einem Führungsdraht sondiert und verläuft individuell unterschiedlich, in der Regel deutlich von lateral-vorne nach medial-hinten.

Nach Überprüfung der Lage des Führungsdrahtes mit dem Bildwandler wird der Sinus tarsi mit Probekörpern aufbougiert bis zu der Größe, die den Sinus tarsi ausfüllt und so eine exzessive Eversion des Rückfußes nicht mehr erlaubt. Der Dübel muss ausreichend tief eingebracht werden, da die Dislokationsgefahr sonst erheblich ist. In der dorsoplantaren Röntgenansicht soll das Implantat mindestens mit dem lateralen Talushals abschließen, eher noch deutlich tiefer eingebracht werden (Vulcano et al. 2016).

12.3 Ergebnisse der Arthrorise

Die Anzahl an Publikationen und Ergebnismitteilungen zur Arthrorise ist in den letzten Jahren deutlich gestiegen (z. B. Gutierrez und Lara 2005; Abbara-Czardybon 2014; Arbab et al. 2017; Indino et al. 2020). Die publizierten Ergebnisse der Arthrorisen sind überwiegend gut bis sehr gut. Abb. 12.2 zeigt einen typischen Fall zur Calcaneostop-Arthrorise. De Pellegrin et al. (2014) beschreiben gute Frühergebnisse in 93,7 % mit deutlichen radiologischen Verbesserungen in der Sagittalebene mit einer Reduktion des Costa-Bartani-Winkels von 17° im Mittel. Hamel (2010b) konnte bei einer kleinen Gruppe konsekutiv behandelter Patienten eine mittlere Reduktion des beide Ebenen erfassenden TMT-Index von 22,8° ermitteln. In einer retrospektiven Befragung zum Zeitpunkt der Metallentfernung berichteten 62 % der Patienten oder deren Eltern von einer funktionellen Verbesserung, 86,5 % waren „sehr zufrieden", 13,5 % „zufrieden". Memeo et al. (2018) verglichen beide Arthrorise-Formen an zwei Patientengruppen und fanden ähnliche Ergebnisse und etwas vermehrt Probleme bei der Calcaneostop-Arthrorise. Die Arbeit erscheint jedoch aus methodischen Gründen nicht ausreichend aussagekräftig und das Lebensalter zum Zeitpunkt der Operation war in der Calcaneostop-Gruppe mit 13,8 Jahren im Mittel relativ hoch. Hsieh et al. (2020) fanden in einer vergleichenden Metaanalyse bessere Korrektur-Ergebnisse in der Sagittalebene für die Sinus-tarsi-Spacer-Gruppe.

12.4 Komplikationen der Arthrorise

Arthrorisen sind nicht vollständig komplikationsfrei, dies sollte im Aufklärungsgespräch deutlich kommuniziert werden (Hamel 2010a). Es können Schmerzen im Bereich des Sinus tarsi auftreten, die sich in vielen Fällen im weiteren Verlauf rückläufig entwickeln, in seltenen Fällen und etwas häufiger bei der

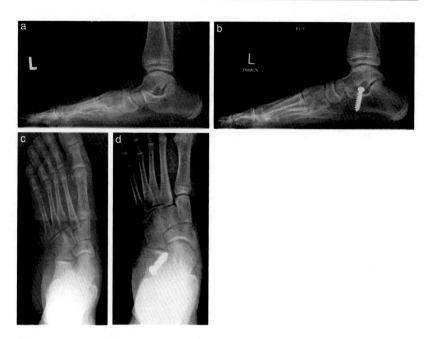

Abb. 12.2 a bis d: Vor (**a**, **c**) und nach (**b**, **d**) Calcaneostop-Arthrorise bei einem 11-jährigen Patienten. Der TMT-Index wurde von −60° auf −28° korrigiert

Calcaneostop-Arthrorise aber bis hin zum schmerzhaften Peronealspasmus führen können, der eine erhebliche therapeutische Herausforderung darstellt. Bei den Sinus-tarsi-Dübeln werden nicht selten Dislokationen beobachtet, deren Häufigkeit auch vom verwendeten Implantat abhängt und bei den neueren taillierten Formen seltener beobachtet wird. Nicht selten werden auch bei optimaler Implantat-Positionierung unvollständige Korrekturen beobachtet. Ein leichtes Herausdrehen der Schraube um 2–3 Windungen oder der Wechsel auf einen größeren Dübel kann hilfreich sein. Besonders bei schon etwas älteren Kindern und/oder besonders schwerer Fehlstellung bzw. Hypermobilität ist jedoch u. U. das Verfahren in sich überfordert und eine Verfahrenswechsel indiziert, meist mit Zusatzeingriff auch am medialen Strahl.

Korrektur-Osteotomien beim älteren Kind und Jugendlichen

13

Auch mit Osteotomien kann erfolgreich in die Pathomorphologie des schweren Knickplattfußes im Wachstumsalter eingegriffen werden. Schon seit Jahrzehnten ist die Verlängerungs-Osteotomie am Calcaneus-Hals bekannt (Evans 1975; Mosca 1995; Döderlein et al. 1998), die – ähnlich den Arthrorisen – die exzessive Eversion reduziert und insbesondere die Mittel-Vorfuß-Abduktion, weniger auch die Rückfuß-Valgus-Komponente korrigiert. Sie ist in Abhängigkeit vom Ausmaß der Verlängerung u. a. mit dem Nachteil verbunden, dass die Belastungsverteilung des Fußes ungünstig beeinflusst werden kann (Oh et al. 2013) und sollte daher nur gering-dosiert ausgeführt werden. Der Autor ist – ähnlich wie auch andere Autoren (Oh et al. 2011; Rathjen und Mubarak 1998) seit Jahren dazu übergegangen, sie in allen Fällen mit einer zusätzlichen Calcaneus-Verschiebe-Osteotomie und einer Osteotomie des Cuneiforme mediale zu verbinden (Abb. 13.1). Eine derartige *Tarsale Triple Osteotomie* korrigiert den Fuß in allen drei Ebenen des Raumes wesentlich physiologischer als die singulär-durchgeführte Calcaneus-Verlängerung (Hamel et al. 2014; Hamel 2016).

13.1 Indikation zur Tarsalen Triple Osteotomie (TTO)

Die Indikation ist gegeben bei schwerer Deformität und weitgehend abgeschlossener Entwicklung des Fußskelettes. Der Eingriff wird in gleicher Form auch beim jüngeren oder auch älteren Erwachsenen durchgeführt und ist damit – anders als eine Arthrorise – nicht zeitlich begrenzt. Jedoch spricht die gute Heilungstendenz und Anpassungsfähigkeit im Jugendlichenalter dafür, den Eingriff bei gegebener Indikation nicht in höhere Altersstufen aufzuschieben. Je weniger eine wachstumslenkende Wirkung bei Eingriffen nahe des Wachstumsendes oder danach noch erwartet werden kann, desto mehr sind vom Patienten geäußerte Schmerzen

© Der/die Autor(en), exklusiv lizenziert an Springer-Verlag GmbH, DE, ein Teil von Springer Nature 2022
J. Hamel, *Der kindlich-jugendliche flexible Knick-Plattfuß*, essentials,
https://doi.org/10.1007/978-3-662-66003-4_13

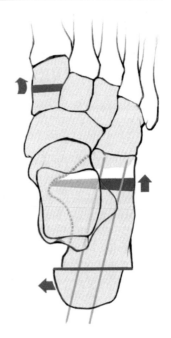

Abb. 13.1 Schema der dreidimensionalen Korrektur bei der Tarsalen Triple Osteotomie. Die Calcaneus-Verlängerung adressiert insbesondere die Transversalebene, die Calcaneus-Verschiebe-Osteotomie korrigiert die Rückfuß-Valgus-Komponente in der Frontalebene und eine Plantarisierung des medialen Strahles wird am Os cuneiforme mediale realisiert

oder statisch ausgelöste Beschwerden Voraussetzung zur Durchführung dieses umfangreichen Eingriffes. Wird bei vollständiger Beschwerdefreiheit operiert, werden jegliche auch leichtere postoperative Einschränkungen vom Patienten besonders negativ bewertet.

13.2   Technik der Tarsalen Triple Osteotomie

Die drei zueinander komplementären tarsalen Osteotomien werden über drei separate Inzision durchgeführt. Eine leicht schräg verlaufende Inzision parallel zu den Spaltlinien der Haut über dem Sinus tarsi erlaubt nach L-förmiger Ablösung des Extensor-digitorum longus-Ursprunges die Darstellung des Calcaneus-Halses. Hierbei ist der Nervus suralis im plantaren Bereich der Wunde zu schonen. Direkt distal der vorderen Begrenzung der hinteren Kammer des Subtalargelenkes erfolgt eine quere Osteotomie, leicht von lateral-distal nach medial-proximal verlaufend. Sie erreicht auf der Medialseite die Grenze zwischen der hinteren Kammer und der medialen Facette des Subtalargelenkes (Hintermann 2015). Mit einem K-Draht-fixierten Knochenspreizer wird diese Osteotomie i.S. einer open-wedge-Osteotomie um etwa 5 bis 10 mm, (je nach Lebensalter und Ausmaß der Deformität sind meist 6–8 mm ausreichend) aufgespreizt. Die mediale Corticalis bleibt hierbei nach Möglichkeit intakt. Eine Korrektur der Abductus-Komponente ist nach Aufspreizen besonders in der Betrachtung von plantar gut erkennbar, auch die Rückfuß-Valgus-Komponente erscheint danach teilkorrigiert. Ein keil-förmiges tricorticales Knochentransplantat aus dem vorderen Beckenkamm wird genau in die Osteotomie eingepasst. Ein Kirschner-Draht wird von distal nach proximal zur Stabilisierung etwa bis in die Mitte des Calcaneus eingebracht. Eine Transfixation des Calcaneocuboid-Gelenkes wie bei dem etwas weiter distal durchgeführten Eingriff nach Evans (1975) mit stärkerem Korrektur-Effekt ist bei der beschriebenen Osteotomie-Form nicht erforderlich. Der temporär abgelöste Extensor-digitorum-brevis-Ursprung wird durch Naht refixiert.

Eine zweite schräge Inzision über dem Tuber calcanei lateralseitig erlaubt die subperiostale Darstellung der Tuber-Region. Hier erfolgt eine schräge Osteoto-mie im 45°-Winkel mit Verschiebung des Tuberfragmentes nach medial je nach Ausmaß der verbliebenen Rückfuß-Valgus-Komponente (Wagner 1986). Die Stel-lungskorrektur wird durch Vortreiben des bereits vorgelegten Kirschner-Drahtes fixiert, ergänzt durch einen zweiten von Tuber-seitig aus parallel eingebrachten Draht unter Bildwandler-Kontrolle. Beide Drähte bleiben fersenseitig perkutan ausgeleitet und werden nach 4–6 Wochen entfernt.

Über eine Längsinzision medioplantar in Höhe des Os cuneiforme mediale wird dieses unter Schonung des Ansatzes der Sehne des M. tibialis anterior dargestellt und im proximalen Anteil dieses Knochens ein kräftiger Kirschner-Draht von plantar aus eingebracht. Nach Bildwandler-Kontrolle erfolgt eine Keil-Entnahme genau aus der Mitte des Os cuneiforme mediale mit einer Basis-länge von etwa 4 bis 8 mm und plantarwärts gerichteter Keil-Basis. Mithilfe des proximal eingebrachten K-Drahtes und durch manuelle Absenkung des medialen Strahles unter Hyperextension des Großzehengrundgelenkes kann diese Osteotomie geschlossen werden. Die Osteosynthese erfolgt mit einer kleinen von plantar aus angelegten Zwei-Loch-Platte. – Alternativ kann unter Verwen-dung eines tricorticalen Transplantates auch eine open-wedge-Osteotomie über einen streckseitigen Zugang erfolgen, der in der Regel keiner osteosynthetischen Stabilisierung bedarf (Cotton 1936).

Der Eingriff erfordert eine 6-wöchige Ruhigstellung im Hartcast-Verband mit nachfolgender zügiger Aufbelastung über etwa 3 bis 4 Wochen. Die Versorgung mit einer leicht stützenden Einlage ist für etwa 3 Monate förderlich.

13.3   Ergebnisse der TTO

Mit der TTO können sehr ausgeprägte flexible Deformitäten korrigiert werden. In einer radiologisch-pedographischen Untersuchung an einer kleinen Patientengruppe im mittleren Alter von 14,0 Jahren fanden Hamel et al. (2014) eine Korrektur des TMT-Index von 24° und eine signifikante Zunahme von Kraftmaximum um 10,6 % und Kraft-Zeit-Integral um 18,8 % nach einer Beobachtungszeit von 15,6 Monaten im Mittel. Pedographisch zeigte sich eine deutlich physiologischere Lastverteilung im Mittel-Vorfuß-Bereich als bei der isolierten Calcaneus-Verlängerung. Durch eine im Ausmaß begrenzte Calcaneus-Verlängerung kann die sonst drohende Überlastung des lateralen Fußrandes (Oh et al. 2013) und auch des Calcaneocuboid-Gelenkes in aller Regel vermieden werden. – Das Verfahren stösst jedoch an seine Grenzen bei extremer Hypermobilität des talo-calcaneo-navicularen Komplexes oder der Naviculo-Cuneiforme-Linie. In derartigen Fällen ist eine Naviculo-Cuneiforme-Arthrodese und/oder eine talocalcaneale Arthrodese zu erwägen. Das Ziel sollte es jedoch sein, eine Versteifung der funktionell wichtigen Chopart-Linie in jedem Fall zu vermeiden.

13.4   Komplikationen der TTO

Beschriebene Komplikationen der Calcaneus-Verlängerungsosteotomie beziehen sich neben den allgemeinen Risiken knöcherner Eingriffe insbesondere auf Schmerzen und Überlastungs-erscheinungen am lateralen Fußrand und am Calcaneocuboid-Gelenk. Hier kann es langfristig auch zu Arthrosen kommen. Alle derartigen unerwünschten Folgen scheinen jedoch „dosisabhängig" in Abhängigkeit vom Ausmaß der Verlängerung aufzutreten und können bei geringer Basisbreite des eingesetzten Knochen-Transplantates gegenüber früheren Angaben in der Literatur weitgehend vermieden werden.

Die vom Autor bisher in Einzelfällen beobachteten Komplikationen der Tarsalen Triple Osteotomie bezogen sich auf solche Patienten, bei denen retrospektiv betrachtet insbesondere das Ausmaß der Hypermobilität des medialen Strahles unterschätzt wurde und dadurch ein erhebliches Ausmaß der vorbestehenden Planovalgus-Deformität auch postoperativ verblieb. Hier gilt die Empfehlung, im Zweifel eine Naviculo-Cuneiforme-Arthrodese (Abschn. 15.2) anstelle einer Cuneiforme-Osteotomie großzügiger als in der Vergangenheit zu indizieren.

Special:

Die Tarsale Triple Osteotomie ermöglicht eine dreidimensionale Korrektur des schweren jugendlichen Pes plano-abducto-valgus kurz vor oder nach Wachstumsabschluss. Durch drei zueinander komplementäre Osteotomien werden die Nachteile einer isolierten Calcaneus-Verlängerung vermieden. Grenzen des Verfahrens sind insbesondere durch ausgeprägte Hypermotilität der Naviculo-Cuneiforme-Linie gegeben.

Arthrorise-Osteotomie-Kombination (AOK)

14

Seit einigen Jahren kombiniert der Autor zunehmend Arthrorisen mit tarsalen Osteotomien (Calcaneus-Verschiebe-Osteotomie und Cuneiforme-mediale Osteotomie) (Hamel 2021). Hierdurch sollen die Kräfte, die am Arthrorise-Implantat auftreten, und damit die Komplikationen reduziert werden. Damit steht ein zusätzliches Verfahren zur Verfügung, welches zwischen der isolierten Arthrorise und der Tarsalen Triple Osteotomie anzusiedeln ist. Dahinter steht das Bemühen, einerseits die Indikation für die minimalinvasiven Arthrorisen für eine größere Patientengruppe zu nutzen und andererseits die nicht ganz unproblematische Calcaneus-Verlängerungs-Osteotomie wenn möglich ganz zu vermeiden, indem sie durch das Arthrorise-Implantat ersetzt wird.

14.1 Indikation der AOK

In der Praxis des Autors stellen sich nicht wenige Patienten vor, bei denen der ideale Zeitpunkt für eine isolierte Arthrorise bereits überschritten ist. Die Indikation zur AOK ist dann gegeben, wenn die noch verbleibende Wachstums- und Entwicklungspotenz nicht mehr ausreichend erscheint für die erfolgreiche Durchführung einer isolierten Arthrorise und/oder der Schweregrad der Deformität diese möglicherweise überfordert. Dies ist naturgemäß schwer zu beurteilen und es fehlen noch harte differentialdiagnostische Kriterien. Der überschaubare Mehraufwand einer AOK gegenüber einer isolierten Arthrorise erscheint jedoch durchaus gerechtfertigt, wenn dadurch eine unbefriedigend-inkomplette Korrektur vermieden werden kann.

© Der/die Autor(en), exklusiv lizenziert an Springer-Verlag GmbH, DE, ein Teil von Springer Nature 2022
J. Hamel, *Der kindlich-jugendliche flexible Knick-Plattfuß,* essentials,
https://doi.org/10.1007/978-3-662-66003-4_14

14.2　Technik der AOK

Technik und Durchführung der Arthrorise, der Calcaneus-Verschiebe-Osteotomie und der Cuneiforme-mediale Osteotomie entsprechen der unter Kap. 12 und 13 angegebenen Darstellung. Für ältere Kinder mit einem noch verbliebenen Wachstums-Potential (offene Fugen) wird die Calcaneostop-Schraube gewählt, für Jugendliche nahe dem Wachstumsende oder bei bereits abgeschlossenem Wachstum ein Sinus-tarsi-Dübel, wie er auch in der Erwachsenen-Fußchirurgie verwendet wird. Die Cuneiforme-mediale-Osteotomie wird in der Regel in der Closed-wedge-Form vorgenommen, wie in Kap. 13 beschrieben. Bei übermäßiger Naviculo-Cuneiforme-Instabilität kann die Osteotomie aber auch durch eine Arthrodese ersetzt werden (Abschn. 15.2).

14.3　Ergebnisse der AOK

Der Autor hat bisher in 32 Fällen eine vollständige AOK (Arthrorise mit Calcaneus-Verschiebe-Osteotomie und plantarisierender Osteotomie am Os cuneiforme mediale) durchgeführt. Das mittlere Lebensalter betrug 13,5 Jahre. Der TMT-Index konnte im Mittel von $-40°$ auf $-17°$ reduziert werden. In 2 Fällen wurde eine leichte Unterkorrektur beobachtet, vermutlich auch hier bei unterschätzter Instabilität des medialen Strahles. Fälle von anhaltenden Schmerzen am Implantat, Peronealspasmus oder Spacer-Dislokation wie bei isolierter Arthrorise gelegentlich beobachtet wurden bisher nicht gesehen.

Special:
Die Arthrorise-Osteotomie-Kombination stellt eine Therapie-Variante für solche Patienten mit schwerem Knickplattfuß und noch gegebenem Entwicklungspotential dar, die sich nicht mehr im optimalen Alter für eine isolierte Arthrorise befinden und/oder besonders ausgeprägte Fehlstellungen aufweisen.

(Teil-)Arthrodesen

15

Anders als bei anderen Planovalgus-Formen erscheint ein primär-versteifendes Vorgehen nur bei Ausnahme-Indikationen gerechtfertigt: Im Rahmen von schweren Bindegewebserkrankungen wie dem Marfan-Syndrom oder ähnlichen extremen Hypermobilitäten kann eine korrigierende Versteifung der Rückfußgelenke bis hin zur Triple-Arthrodese notwendig und sinnvoll sein, die hier nicht näher dargestellt werden soll. Die funktionelle Wertigkeit der Chopart-Gelenke übertrifft die des Talocalcaneal-Gelenkes. Daher sollte in weniger extremen Fällen an eine isolierte talocalcaneale Arthrodese gedacht werden, die auch einen erheblichen stabilisierenden Effekt auf das Talonavicular-Gelenk bewirkt.

15.1 Isolierte talocalcaneare Arthrodese (Grice)

Als Ausnahme-Indikation ist im Alter zwischen etwa 6 und 11 Jahren eine isolierte extraartikuläre Arthrodese des Talocalcaneal-Gelenkes bei extremer Instabilität bereits im Wachstumsalter möglich (Grice 1952; Hamel et al. 1992). Hierfür wird aus der Facies anteromedialis der proximalen Tibia-Metaphyse ein etwa 8 mm breiter Knochenspan entnommen, in der Mitte geteilt und Sandwichartig mit der spongiösen Seite zusammengefügt. Im Bereich des Sinus tarsi wird talar am Corpus-Halsübergang und calcanear eine knöcherne Nut angelegt, in der das Transplantat unter Korrektur der Fehlstellung genau passfähig eingebolzt wird, sodass sein Verlauf etwa in Verlängerung der Tibia-Längsachse liegt. Die knöcherne Einheilung und damit die Entlastungs-Notwendigkeit dauert mindestens 8 Wochen und die Stellung sollte für diese Zeit durch Kirschner-Drähte gesichert werden.

© Der/die Autor(en), exklusiv lizenziert an Springer-Verlag GmbH, DE, ein Teil
von Springer Nature 2022

J. Hamel, *Der kindlich-jugendliche flexible Knick-Plattfuß*, essentials,
https://doi.org/10.1007/978-3-662-66003-4_15

15.2   Naviculo-Cuneiforme-Arthrodese

Die Instabilität der Naviculo-Cuneiforme-Gelenke kann ein Ausmaß erreichen, dass eine Open- oder Closed-wedge-Osteotomie des Os cuneiforme mediale nicht ausreicht, um die notwendige Stabilität des medialen Strahles zu erreichen, sodass dieser lasttragende Funktion übernehmen kann (Hamel und Nell 2016). Dies ist für eine vollständige Korrektur erforderlich und wirkt sich gemäß der tripod-Betrachtungsweise (Dreibein-Konstruktion des Fußes) stabilisierend auf den Rückfuß aus. Der Autor vermutet, dass einige der unter den gelenkerhaltenden Verfahren beschriebenen Unterkorrekturen in diesem Sinne zu deuten sind. Die Naviculo-Cuneiforme-Gelenklinie ist gegenüber den Fußwurzelgelenken von geringerer funktioneller Bedeutung, sodass die Entscheidung zur Versteifung weniger schwerfällt, wenn sie auch in jedem Fall genau abgewogen werden sollte. Historisch betrachtet gab es unbefriedigende Ergebnisse mit der Naviculo-Cuneiforme-Arthrodese, wenn sie ohne sonstige knöcherne Rückfuß-Korrektur durchgeführt wurde. In Kombination mit Rückfuß-Stabilisierungen hat sie sich dagegen gut bewährt.

Die Naviculo-Cuneiforme-Arthrodese kommt bei flexiblen Planovalgus-Deformitäten nur im Rahmen einer kombinierten Korrektur in besonders schweren Fällen anstelle einer Cuneiforme-mediale-Osteotomie in Betracht. Eine besonders ausgeprägte NC-Deformität im seitlichen Röntgenbild oder DVT, auch ggf. mit Anwendung des Reversed-Coleman-Blocktestes erhoben, oder auch die intraoperative Überprüfung der Stabilität können zur Entscheidung herangezogen werden.

Die Naviculo-Cuneiforme-Arthrodese wird über einen medialen Längszugang durchgeführt. Mit einem Kirschner-Draht-verankerten Knochenspreizer werden die Gelenke von medial aus aufgespreizt und sorgfältig entknorpelt sowie subchondral angefrischt. Zumindest die beiden medialen Kammern werden hierbei einbezogen, wenn möglich auch die dritte laterale Gelenkkammer zum Os cuneiforme laterale hin. In der gewünschten Positionierung der Cuneiformia nach plantar gegenüber dem Os naviculare wird die Arthrodese zunächst mit K-Drähten und danach unter Bildwandler-Kontrolle mit 4,0-mm-Zugschrauben stabilisiert (Abb. 15.1). Bewährt hat sich eine vom medialen Naviculare-Pol aus gewählte Schraubenlage, wobei plantar das Os cuneiforme mediale und etwas weiter streckseitig das Os cuneiforme intermedium gegen das Os naviculare stabilisiert wird. Eine weitere Schraube wird perkutan von distal nach proximal in die mediale Gelenkkammer positioniert (Hamel 2021).

Abb. 15.1
Schrauben-Positionierung
bei der Naviculo-
Cuneiforme-Arthrodese der
beiden medialen Kammern

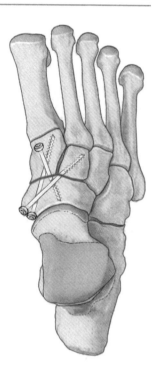

Supramalleoläre Korrektur

Zumindest in Fällen schwerer Planovalgus-Deformität empfiehlt sich die Anfertigung einer OSG-ap-Aufnahme im Stand zusätzlich zu den in Kap. 6 genannten Fuß-Aufnahmen, da in manchen Fällen eine supramalleoläre Valgus-Deformität zu beobachten ist. Bei noch bestehender Wachstums-Reserve kann eine mediale Hemiepiphyseodese durch eine von der Innenknöchelspitze aus gesetzte Kleinfragment-Stahl-Spongiosa-Schraube in diesen Fällen erwogen werden. Das Verfahren bewirkt eine Achskorrektur von etwa 0,6° pro Monat (Stevens et al. 2011). Nach Wachstumsabschluss ist stattdessen eine supramalleoläre Osteotomie möglich.

© Der/die Autor(en), exklusiv lizenziert an Springer-Verlag GmbH, DE, ein Teil von Springer Nature 2022

J. Hamel, *Der kindlich-jugendliche flexible Knick-Plattfuß*, essentials,
https://doi.org/10.1007/978-3-662-66003-4_16

Differential-Indikation

Der in Abb. 17.1 dargestellte Algorithmus beschreibt das Vorgehen bei der Indikationsstellung zur operativen Behandlung der flexiblen Planovalgus-Deformität im Überblick: Bei der Vorstellung eines kindlich-jugendlichen Patienten mit klinisch ausgeprägter Planovalgusdeformität im Alter ab etwa 8 bis 9 Jahren wird anhand der geäußerten Beschwerden bei genauer Befragung, der Klinik (insbesondere auch der Wadenmuskellänge) und des radiologischen Befundes (TMT-Index) das Vorliegen einer OP-Indikation abgewogen. Erscheint sie gegeben, so ist im dafür optimalen Lebensalter eine Arthrorise (ggf. mit Wadenmuskel-Verlängerung) zu empfehlen. Ist das optimale Lebensalter bereits überschritten und/oder handelt es sich um einen besonders ausgeprägten Fall, so kommt eine AOK oder die TTO in Betracht, wobei letztere besonders bei bereits vollständig entwickeltem Tarsal-Skelett und ohne Alters-Limitierung zu indizieren ist. Nur in Fällen sehr ausgeprägter Hypermobilität kommen (Teil-) Arthrodesen in Betracht. Gelegentlich werden Fälle beobachtet, in denen eine besonders ausgeprägte Rückfuß-Valgus-Komponente imponiert, ohne dass die radiologischen Zeichen (TMT-Index) der exzessiven Eversion des Rückfußkomplexes und der Destabilisierung des medialen Strahles gegeben erscheinen. In diesen Fällen ist eine isolierte Calcaneus-Verschiebeosteotomie adäquat.

© Der/die Autor(en), exklusiv lizenziert an Springer-Verlag GmbH, DE, ein Teil von Springer Nature 2022
J. Hamel, *Der kindlich-jugendliche flexible Knick-Plattfuß*, essentials, https://doi.org/10.1007/978-3-662-66003-4_17

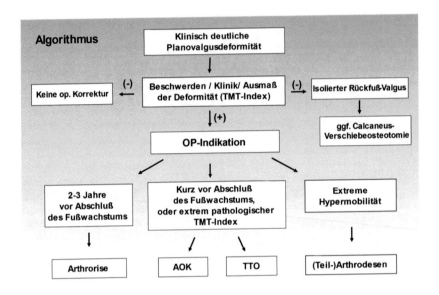

Abb. 17.1 Algorithmus zur operativen Behandlung des schweren kindlich-jugendlichen Knickplattfußes

Was Sie aus diesem *essential* mitnehmen können

- Beim kindlichen Knicksenkfuß sollte in der Regel bis zum Lebensalter von etwa 8–9 Jahren keine operative Behandlung erfolgen, bei statischen Beschwerden kommen Einlagen zum Einsatz
- Die Indikation zur operativen Behandlung ab etwa dem Lebensalter von 9 Jahren wird aus einer Zusammenschau von Beschwerden, Leistungseinschränkungen, klinischen Befunden und der quantitativen Röntgenstellungsdiagnostik abgeleitet
- Für das Lebensalter von etwa 9 bis 12 Jahren kommen wachstumslenkende Arthrorisen bevorzugt in Betracht
- Bei bereits weiter fortgeschrittener Entwicklung und/oder besonders schweren Fällen erscheint die Tarsale Triple Osteotomie oder eine Kombination von Arthrorise und Osteotomien adäquat

© Der/die Herausgeber bzw. der/die Autor(en), exklusiv lizenziert an Springer-Verlag GmbH, DE, ein Teil von Springer Nature 2022
J. Hamel, *Der kindlich-jugendliche flexible Knick-Plattfuß*, essentials, https://doi.org/10.1007/978-3-662-66003-4

Literatur

Abbara-Czardybon M, Frank D, Arbab D (2014) Die Talus-Stopp-Schraubenarthrorise beim flexiblen kindlichen Pes planovalgus. Oper Orthop Traumatol 26:625–631

Arbab D, Frank D, Bouillon B, Lüring C, Wingenfeld C, Abbara-Czardybon M (2017) Die subtalare Schraubenarthrorise zur Behandlung des symptomatischen, flexiblen Pes planovalgsu – Ergebnisse und eine aktuelle Literaturübersicht. Z Orthop Unfall 156:93–99

Choi JY, Lee DJ, Kim SJ, Suh JS (2019) Does the long-term use of medial arch support insole induce the radiographic structural changes for pediatric flat foot? A prospective comparative study. Foot Ankle Surg 26 (4): 449–456. https://doi.org/10.1016/j.fas.2019.05.017

Cotton FJ (1936) Foot statics and surgery. N Engl J Med 214:353–362

Davids JR, Gibson W, Pugh LI (2005) Quantitative segmental analysis of weight-bearing radiographs of the foot and ankle for children – normal alignment. J Pediatr Orthop 25:769–776

De Pellegrin M, Moharamzadeh D (2021) Subtalar arthroereisis for surgical treatment of lexible flatfoot. Foot Ankle Clin N Am 26:765–806

De Pellegrin M, Morahamzadeh D, Strobl WM, Biedermann R, Tschauner C, Wirth T (2014) Subtalar Extra-Articular Screw Arthroereisis (SESA) for the treatment of flexible flatfoot in children. J Child Orthop 8:479–487

Döderlein L, Wenz W, Mau H, Axt M (1998) Die Behandlung des Knick-Plattfußes mit der Kalkaneus- verlängerungsosteotomie. Oper Orthop Traumatol 10:219–231

Evans D (1975) Calcaneo-valgus deformity. J Bone Joint Surg 57-B:270–278

Green DR, Williams ML (2013) Arthroereisis. In: Southerland JT et al (Hrsg) Mc Glamry's comprehensive textbook of foot and ankle surgery. Wolters Kluver Lippincott Williams & Wilkins, Philadelphia

Grice DS (1952) An extra-articular arthrodesis of the subastragalar joint for correction of paralytic flat feet in children. J Bone Joint Surg 34-A:927–940

Gutierrez PR, Lara MH (2005) Giannini prosthesis for flatfoot. Foot Ankle Int 26:918–926

Hamel J (2010a) Radiologisch-dokumentierte Korrektureffekte beim kindlichen Pes planovalgus mit der Calcaneostop-Arthrorise und der Calcaneus-Verlängerungsosteotomie. FussSprungg 8:42–46

Hamel J (2010b) Die Calcaneostop-Arthrorise – eine retrospective klinische Studie mit Komplikations-Analyse. FussSprungg 8:35–41

© Der/die Herausgeber bzw. der/die Autor(en), exklusiv lizenziert an Springer-Verlag GmbH, DE, ein Teil von Springer Nature 2022

J. Hamel, Der kindlich-jugendliche flexible Knick-Plattfuß, essentials, https://doi.org/10.1007/978-3-662-66003-4

Hamel J (2016) Planovalguskorrektur durch tarsale Triple-Osteotomie (TTO). In: Hamel J, Zwipp H (Hrsg) Sprunggelenk und Rückfuß. Springer, Heidelberg

Hamel J, Kinast C (2006) Der TMT-Index zur radiologischen Quantifizierung von Planovalgus-Deformitäten. FussSprungg 4:221–226

Hamel J, Nell M (2016) Instabilität und Deformität in der Naviculo-Cuneiforme-Gelenklinie – fußchirurgische Bedeutung und eigene Beobachtungen bei Planovalgus-Korrekturen. FussSprungg 14:195–203

Hamel J, Kissling C, Heimkes B, Stotz S (1994) A combined bony and soft-tissue tarsal stabilization procedure (Grice-Schede) for hindfoot valgus in children with cerebral palsy. Arch Orthop Trauma Surg 113:237–243

Hamel J, Nell M, Kalpen A (2014) Das Konzept der Tarsalen Triple-Osteotomie (TTO) zur 3-D-Korrektur schwerer Pes planovalgus-Deformitäten – erste radiologisch-pedographische Ergebnisse im Adoleszentenalter. FussSprungg 12:160–169

Hamel J, Hörterer H, Harrasser N (2020a) Der Talometatarsalindex („TMT-Index"). Der Orthopäde (2021) 50 (6): 481–488. https://doi.org/10.1007/s00132-020-03954-0

Hamel J, Hörterer H, Harrasser N (2020b) Is it possible to define reference values for radiographic parameters evaluating juvenile flatfoot deformity? A case-control study. BMC Musculoskelet Disord 21:838

Hansen ST (2010) Adult consequences of pediatric foot disorders. In: Mc Carthy, Drennan JC (Hrsg) Drennan's the child's foot and ankle, second edition. Lippincott, Philadelphia, S 526–530

Hell A, Döderlein L, Eberhardt O et al (2018) S2-guideline: pediatric flat foot. Z Orthop Unfall 156:306–315

Hintermann B (2015) Laterale Verlängerungsosteotomie des Kalkaneus. Oper Orthop Traumatol 27:298–307

Hsieh C, Lee C, Tseng T et al (2020) Endosinotarsal device exerts a better postoperative correction in Meary's angle than exosinotarsal scrw from a meta-analysis in pediatric flatfoot. Sci Rep 10:13532. https://doi.org/10.1038/s41598-020-70545-6

Indino C, Villafane JH, D'Ambrosi R et al (2020) Effectiveness of subtalar arthroereisis with endorthesis for pediatric flexible flat foot: a retrospective cross-sectional study with final follow up at skeletal maturity. Foot Ankle Surg 26:98–104

Kubo H, Lipp C, Hufeland M et al (2020) Outcome after subtalar screw arthroereisis in children with flexible flatfoot depends on time of treatment: Midterm results of 95 cases. J Orthop Science 25:497–502

Larsen C (2006) Füße in guten Händen. Thieme, Stuttgart

Mac Kenzie AJ, Rome K, Evans AM (2012) The efficacy of nonsurgical interventions for pediatric flexible flat foot: a critical review. J Pediatr Orthop 32:830–834

Mahan KT (1992) Pes planovalgus deformity. In: Mc Glamry ED, Banks AS, Downey MS (Hrsg) Comprehensive textbook of foot surgery, second edition, Bd 1. Williams & Wilkins, Baltimore

Memeo A, Verdoni F, Rossi L, Panuccio E, Pedretti L (2018) Flexible juvenile flat foot surgical correction: a comparison between two techniques after ten years' experience. J Foot Ankle Surg 000:1–5

Metcalfe SA, Bowling FL, Reeves ND (2011) Subtalar joint arthroereisis in the management of pediatric flexible flatfoot: a critical review of the literature. Foot Ankle Int 32:1127–1139

Mosca VS (1995) Calcaneal lengthening for valgus deformity of the hindfoot. Results in children who had severe, symptomatic flatfoot and skewfoot. J Bone Joint Surg 77-A: 500–512

Needleman RL (2005) Current topic review: subtalar arthroereisis for the correction of flexible flatfoot. Foot Ankle Int 26:336–346

Niederecker K (1959) Der Plattfuß. Enke, Stuttgart

Oh I, Imhauser C, Choi D, Williams B, Ellis S, Deland J (2013) Sensivity of plantar pressure and talonavicular alignment to lateral column lengthening in flatfoot reconstruction. J Bone Joint Surg 95-A:1094–1100

Oh I, Williams BR, Ellis SJ, Kwon DJ, Deland JT (2011) Reconstruction of the symptomatic idiopathic flatfoot in adolescents and young adults. Foot Ankle Int 32:225–232

Park MS, Kwon SS, Lee SY, Lee KM, Kim TG, Chung CY (2013) Spontaneous improvement of radiographic indices for idiopathic planovalgus with age. J Bone Joint Surg 95-A:e193 (1–8)

Rathjen KE, Mubarak SJ (1998) Calcaneal-cuboid-cuneiform osteotomy for the correction of valgus foot deformities in children. J Pediatr Orthop 18:775–782

Rein S, Hanisch U, Zwipp H et al (2013) Comparative analysis of inter- and intraligamentous distribution of sensory nerve endings in ankle ligaments: a cadaver study. Foot Ankle Int 34:1017–1024

Schede F (1929) Die Operation des Plattfußes. Z Orthop Chir 50:528–538

Stevens PM, Kennedy JM, Hung M (2011) Guided growth for ankle valgus. J Pediatr Orthop 31:878–883

Vanderwilde R, Staheli LT, Chew DE, Malagon V (1988) Measurements on radiographs of the foot in normal infants and children. J Bone Joint Surg 70-A:407–15

Vulcano E, Maccario C, Myerson MS (2016) How to approach pediatric flatfoot. World J Orthop 7:1–7

Wagner H (1986) Calcaneus displacement osteotomy in pediatric flatfoot. Orthopäde 15:233–241

Empfohlene Literatur zur Vertiefung

Döderlein L, Wenz W, Schneider U (2002) Der Knickplattfuß. Springer, Berlin

Hamel J (2021) Foot and ankle surgery in children and adolescents. Springer Nature, Switzerland

Mahan KT, Flanigan KP (2013) Flexible valgus deformity. In: Mc Glamry's Comprehensive textbook of foot and ankle surgery (Hrsg.: Southerland JT et al) Wolters Kluver/Lippincott Williams & Wilkins Philadelphia

Mosca VS (2010a) Flexible flatfoot and skewfoot. In: Mc Carthy JJ, Drennan JC (Hrsg) The child's foot and ankle. Wolters Kluwer/Lippincott Williams & Wilkins, Philadelphia

Mosca VS (2010b) Flexible flatfoot in children and adolescents. J Child Orthop 4:107–121

Ricco AI, Richards BS, Herring JA (2014) Disorders of the foot (Chapter 23). In: Herring JA (Hrsg) Tachdjian's pediatric orthopaedics. Elsevier Saunders, Philadelphia

Printed in the United States
by Baker & Taylor Publisher Services